AF339199

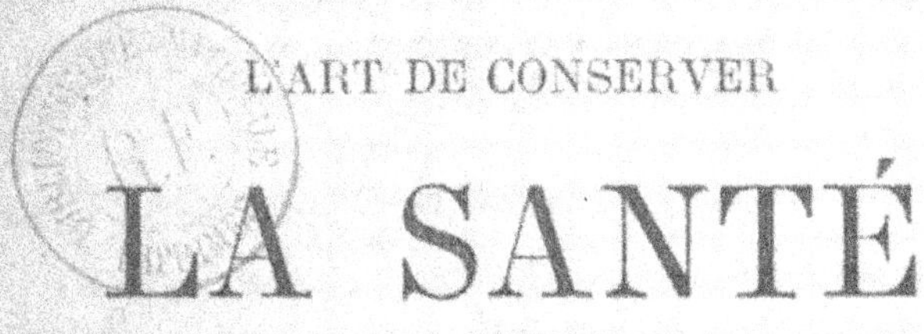

L'ART DE CONSERVER

LA SANTÉ

DES

ANIMAUX DOMESTIQUES

ET

DE PRÉVENIR LEURS MALADIES

OUVRAGE DÉDIÉ AUX AGRICULTEURS

PAR

Ed.-Jules CLÉMENT

Membre correspondant de la Société d'agriculture de Joigny.

Membre du Comice agricole de Sens.

Se trouve

A SENS (YONNE)   A PARIS

Chez J. CLÉMENT, éditeur.   Chez tous les Libraires.

AVIS AU LECTEUR.

Dès les temps les plus reculés, les animaux domestiques constituèrent la richesse agricole, et excitèrent la sollicitude des premiers hommes ; ils sont encore le plus sûr auxiliaire de la maison rurale et le plus puissant appui d'une culture bien entendue.

Il n'est donc rien de plus important que la conservation de leur santé et de leur force ; et non seulement le cultivateur intelligent doit les traiter avec douceur, mais aussi ne rien négliger pour tout ce qui a rapport à leurs besoins.

Vous, habitants des campagnes, si intéressés à la conservation de votre bétail, donnez tous vos loisirs à l'étude des règles de l'hygiène ; car il est une vérité dont vous ne sauriez trop vous pénétrer : c'est qu'il existe plus de moyens pour préserver des maladies, que de remèdes pour les guérir.

Réclamez donc en faveur de l'enseignement de l'hygiène vétérinaire dans les écoles primaires ; cette science, qu'on peut considérer comme la plus importante de l'éducation agricole, ne saurait être plus longtemps négligée.

LA SANTÉ

DES

ANIMAUX DOMESTIQUES

Des animaux domestiques.

Les principaux animaux domestiques sont : le cheval, l'âne, le mulet, le bœuf, la vache, le mouton, la chèvre, le chien, etc.

Le cheval. Il n'est personne qui n'ait admiré la régularité et l'exacte proportion des membres de cet animal; la majesté de sa taille, la fierté de son regard, la noblesse de son maintien, la grâce et la précision de ses mouvements, et qui n'ait été frappé de son intelligence, de sa mémoire, de son intrépidité et de toutes les bonnes qualités que la nature lui a réparties.

Mais par quelle fatalité faut-il que les services constants et signalés de cet animal, soient presque toujours payés par la lâche ingratitude et par des traitements cruels ?

L'âne. Pourquoi donc tant de mépris pour un animal si bon, si patient, si sobre, si utile, s'écrie Buffon ? Jeune ou vieux, il est en butte à la brutalité de tous ceux qui le rencontrent. Cessez de tourmenter l'âne, cessez de l'accabler de mauvais traitements, et il ne sera ni inflexible, ni désobéissant.

Si on reproche à l'âne quelques défauts de caractère, il les rachète par de grandes qualités bien précieuses pour les petits cultivateurs. Il est patient, dur au travail ; sa marche est lente, mais très-assurée et très-prolongée.

Lorsqu'on le surcharge ou que son harnais le blesse, il l'indique à son maître en inclinant la tête, en baissant les oreilles et en refusant de marcher autrement que comme contraint. On l'accuse d'être têtu parce qu'il refuse l'impossible.

Jeune, l'âne plaît par sa gaîté, sa légéreté, sa gentillesse. Peu d'animaux s'attachent aussi facilement et avec autant de sincérité. Il sent son maître de loin ; il le distingue de tous les autres hommes et se montre plein de joie quand il s'approche de lui. Il retrouve aussi très-bien les lieux qu'il habite et les chemins qu'il a fréquentés.

Le mulet est très-sobre, peu délicat sur le choix de sa nourriture. Il prospère dans toutes les sortes de climats, dans les pays de plaine et dans les régions montueuses, mais il n'aime pas l'humidité ; les pâturages humides lui sont très-nuisibles, principalement dans son premier âge.

Le mulet se ménage au travail ; cependant il le soutient longtemps et avec une constance remarquable. Il est patient, mais il supporte mal les mauvais traitements ; il se venge à coups de pieds et de dents ; il garde rancune, et alors il devient têtu et difficile à conduire.

Le bœuf est l'animal domestique le plus utile à la ferme ; c'est sur lui que roulent, en grande partie, les travaux de la campagne. L'utilité de cet animal pour l'agriculture remonte aux âges les plus reculés. Le bœuf, dit Buffon, semble avoir été fait exprès pour la charrue : la masse de son corps, la lenteur de ses mouvements, sa tranquillité et sa patience dans le travail, semblent concourir à le rendre propre à la culture des champs, et plus capable qu'un autre de vaincre la résistance que la terre oppose à ses efforts.

Le bœuf est très-facile à dompter : la patience, la douceur et même les caresses sont les seuls moyens qu'il faut employer ; les mauvais traitements le rebutent pour toujours. Cet animal est propre à tous les besoins de la maison rurale, s'il est bien nourri, tenu proprement, s'il est traité avec douceur, s'il reçoit du cultivateur les soins que réclament les nombreux services qu'il en exige.

Le bœuf est susceptible d'attachement non-seulement pour l'homme qui le traite bien, mais encore pour les individus de son espèce qu'on lui associe.

La vache est d'un produit qui croit et se renouvelle à chaque instant. L'on ne saurait trop soigner ce précieux animal, qui fournit abondamment un aliment excellent aux enfants, du beurre pour l'assaisonnement de la plupart de nos mets, et des fromages qui sont la nourriture, pour ainsi dire principale, des habitants de la campagne et de la majeure partie des ouvriers.

Le pâtre est l'ami de ce bon animal. Son troupeau est docile à sa voix, et suit, sans s'écarter, le chemin du pâturage ; et tandis que la vache pait l'herbe fine, ou se désaltère au bord d'un ruisseau limpide, il l'égaie par des chansons rustiques et pastorales. Dans certains cantons, rien n'est plus attendrissant que la rentrée des vaches à l'étable. Alors qu'il faut quitter la prairie pour gagner le village, la vallée s'anime au premier tintement de la cloche qui pend au cou de la maîtresse vache ; les travaux se suspendent : femmes, enfants, vieillards, riches, pauvres, tous sortent de leurs habitations et marchent gaiement à la rencontre de leurs vaches ; ils les appellent par leurs noms ; sensibles à cet accueil, les vaches accourent vers leurs amis, les saluent d'un mugissement de joie, et rentrent avec plaisir sous le toit où les attendent les caresses des jeunes villageoises.

Le mouton est le symbole de la douceur et de la timidité. Cet animal, d'un naturel si doux, est d'un tempérament très-faible ; les longs voyages, la grande chaleur, l'humidité, le froid excessif, les mauvaises herbes sont les sources de ses maladies.

Le mouton est la principale richesse du cultivateur ; il doit donc étudier, avec soin, l'art de les élever, de les nourrir, de les diriger. D'après les mœurs et les goûts de ces animaux, la meilleure nourriture pour eux est certainement celle du pâturage.

Le chien est l'animal le plus fidèle et le plus intelligent serviteur de l'homme. Le chien n'a qu'une pensée, qu'un besoin, qu'une passion, c'est l'affection. Pour témoigner son attachement à celui qui l'a élevé et dont il a reçu les premières caresses, il est capable du dévouement le plus sublime. Par ses caresses il console le malheureux qui, sans le chien, n'aurait pas un ami sur la terre. Pour défendre son maître, il ne connaît ni crainte ni danger ; il oublie l'instinct de sa propre conservation pour penser à la conservation de celui qu'il aime.

Des mauvais traitements.

Les mauvais traitements exercés envers les animaux qui sont appelés à vivre avec nous pour satisfaire à nos besoins, pour nous procurer des jouissances, pour augmenter la somme de nos plaisirs, impriment la flétrissure sur la face de ceux qui s'y livrent habituellement ; rien de plus ignoble : c'est l'indice d'une âme aride, d'un cœur corrompu prêt à se livrer, avec violence, aux excès les plus affreux. L'âne, que l'on accuse d'inflexibilité, de désobéissance, d'une opiniâtreté devenue proverbiale, ne doit ses vices qu'aux mauvais traitements qu'on lui a fait subir dans son jeune âge ; il en est de même du cheval ombrageux, de la vache qui fuit la main de l'homme, du chien hargneux, indocile, du mulet revêche ; en un mot tout animal méchant, intraitable, dangereux pour ceux qui l'approchent ou le rencontrent sur la route, prouve, par cela seul, qu'on l'a rudoyé sans cesse, qu'on ne l'a jamais traité avec cette bienveillance dont un propriétaire ne devrait jamais manquer envers ses bestiaux, et qu'il devrait exiger de toutes les personnes chargées de les soigner. La négligence et la brutalité des gardiens sont deux fléaux funestes qui détruisent les appuis les plus nécessaires de la ferme, et entraînent tôt ou tard la ruine de la maison rurale.

Si quelques voix compatissantes s'élèvent à longs intervalles pour plaindre les animaux, elles vont se perdre dans les airs, semblables à ces sons trop faibles pour réveiller les échos.

Les animaux ne doivent jamais être frappés avec colère et sans raison; on doit se borner à les réprimer avec douceur, et exiger l'obéissance avec calme et fermeté; et, si l'on s'y prend bien, le fouet devient inutile. Avec de la douceur et de la patience on vient toujours à bout du cheval; on obtient de lui ce qu'on lui demande bien.

Il serait utile que des médailles de récompense fussent données par les Sociétés d'Agriculture, 1° aux instituteurs qui ont introduit dans leur enseignement les idées protectrices des animaux; 2° aux gens de service, aux bergers, aux cochers, aux charretiers, aux maréchaux-ferrants ayant fait preuve, à un haut dégré, de soins intelligents et de compassion envers les animaux.

De l'hygiène vétérinaire.

On donne le nom *d'hygiène vétérinaire*, à la science qui a pour objet d'entretenir les animaux domestiques, en état de vigueur et de santé, et de prévenir, en conséquence, les maladies auxquelles ils sont exposés.

Tout le monde sait que la santé des animaux fait la richesse de la ferme : aussi ceux qui se destinent à l'agriculture devraient-ils faire une étude constante de l'hygiène vétérinaire; ils éviteraient, par l'application de ses principes, ces grandes mortalités qu'on appelle *épizooties* et ces pertes de tous les jours, si nuisibles à la prospérité du cultivateur.

Ce qui se rattache plus spécialement à l'hygiène vétérinaire sont : l'air atmosphérique, les saisons, l'habitation, l'alimentation et le régime, le pansement, les soins de propreté, les bains, l'exercice et le repos, etc.

De l'air atmosphérique.

L'air constitue principalement cette masse vaporeuse qui environne le globe et que l'on nomme atmosphère. L'air est ou chaud, ou froid, ou sec, ou humide.

Air chaud. — Quant l'air atteint 20 à 25 degrés, les animaux commencent à souffrir de la chaleur, surtout quand cette température arrive brusquement, comme cela s'observe souvent dans les mois de mars, avril et mai. A cette époque le moindre travail les met en sueur, les bestiaux sont essouflés par le plus léger exercice ; ils urinent moins souvent ; la soif augmente ; les animaux ne mangent plus avec autant d'appétit ; ils n'ont plus la même énergie.

Il faut, pour éviter les effets de cette température, tenir les écuries propres, bien aérées et fraîches ; donner moins de nourriture, et aux chevaux peu de foin et peu d'avoine; leur faire prendre souvent des bains froids ; tenir leur peau très-propre ; abreuver les animaux trois fois par jour; leur laver au moins une fois par jour les yeux, les naseaux, la tête avec de l'eau fraîche et vinaigrée si c'est possible ; leur demander moins de travail; les faire voyager le matin et le soir et leur donner du repos au milieu du jour; leur donner des boissons rafraîchissantes. En employant ces moyens, on évitera certainement l'influence de l'air chaud sur la santé des animaux.

Si un cheval est *pris de chaleur*, il faut le placer dans un air frais libre, employer les lavements émollients, lui laver la tête, les yeux, les nazeaux, les lèvres avec de l'eau vinaigrée, lui donner à boire de l'eau légèrement vinaigrée.

Air froid. — Quand l'air est froid, les animaux sont plus forts, plus gais, plus vigoureux ; ils travaillent avec courage et mangent de bon appétit ; ils boivent moins, digèrent vite et facilement ; il faut, sous cette influence, les nourrir plus substantiellement, si on en exige un travail soutenu.

L'air froid est nuisible aux animaux malades et à ceux qui, étant trop jeunes ou trop vieux, ont besoin de chaleur et ne possèdent pas une force de réaction suffisante.

Pour éviter les effets de l'air froid, il faut fermer les écuries et les étables, surtout pendant la nuit; mettre des couvertures de laine sur eux, etc. Il ne faut cependant pas pousser cette précaution au point de ne laisser pénétrer aucun air dans les écuries ou les étables ; car la privation complète de l'air, serait plus préjudiciable à la santé des animaux que le froid. Les ouvertures constamment fermées, la réunion des bêtes, ainsi que le fumier font, même par le temps froid, développer une chaleur considérable nuisible aux animaux, qui sont saisis par l'air froid lorsqu'ils sortent de leur habitation : d'où il sait qu'il est préférable de laisser endurer le froid au bétail, que de l'exposer à une chaleur trop grande.

Air sec. — L'air sec est sain pour les animaux ; quand il est froid et sec, l'appétit est bon, le bétail est gai, il saute quand il est en liberté ; quand l'air est trop sec et trop chaud, il faut répandre de l'eau dans les écuries et dans les étables, ou bien y mettre des grands vases remplis d'eau.

Air humide. — On dit que l'air est humide, lorsqu'il est chargé d'une plus grande quantité d'eau que dans l'état ordinaire ; alors les pavés sont mouillés, on remarque sur les murailles des gouttes d'eau, le fer et tous les ustensiles sont moîtes. Quand l'air est *humide* et *chaud*, les animaux sont mous ; ils suent au moindre exercice, on dirait qu'ils sont énervés : cette température est préjudiciable à la santé des bestiaux, surtout à ceux qui travaillent. Pour prévenir les mauvais effets de la température chaude et humide, on aura le plus grand soin, en rentrant les animaux de travail dans les étables, de bien les bouchonner avec de la paille sèche, de ne pas les exposer aux courants d'air et de les couvrir. On les prévient encore au moyen d'aliments toniques ; en aspergeant le foin d'eau salée, en mélangeant du sel à l'avoine. Il faut, en outre, nettoyer les habitations, les aérer, exciter la peau par des frictions sèches et par le pansage ; faire prendre des bains froids.

L'air *humide* et *froid* est toujours pernicieux ; il trouble l'organisme et altère la santé ; la digestion des animaux languit, l'appétit diminue ; cette atmosphère peut occasionner diverses maladies, telles que les affections catarrhales, les affections pulmonaires, la gourme, la morve, le farcin, la cachexie ou pourriture, etc.

On annule les effets de l'air humide froid, en donnant de l'avoine aux animaux dans laquelle on peut même incorporer, de temps à autre, un peu de sel; en aspergeant leur foin d'eau salée, et en tenant les écuries dans le plus grand état de propreté; en maintenant sur le corps des chevaux une couverture de laine épaisse, lorsqu'ils sont à l'écurie; en facilitant les fonctions de la peau au moyen d'un pansement bien fait; en les frottant, au moyen d'une poignée de paille que l'on tient de chaque main, de manière à prendre alternativement les poils en sens divers et selon leur direction.

Des Saisons.

On nomme saison la division du temps en quatre parties connues sous les noms de printemps, été, automne et hiver.

Printemps. — Le printemps est l'époque où tout renaît dans la nature ; alors il s'opère dans les animaux, comme dans les végétaux, un grand changement. Les chevaux qui travaillent peu pendant l'hiver, doivent être ménagés au printemps, et n'être soumis au travail que graduellement.

La nourriture du printemps demande quelque attention de la part des cultivateurs ; rien, par exemple, n'est plus dangereux que d'abandonner les animaux dans les prairies artificielles à cette époque surtout où, exténués de la nourriture d'hiver, ils se jettent, avec avidité, sur les plantes fraîches. D'ailleurs toutes les plantes fraîches, mangées en trop grande quantité, ont cette funeste propriété de causer une maladie connue sous les noms de *météorisation*, de *tympanite*.

Eté. — Pendant les chaleurs de l'été, il est bon d'abreuver les chevaux trois fois par jour ; il faut aussi leur donner, de temps à autre, des barbotages clairs, légèrement salés ou acidulés ; asperger le foin d'eau salée ; tenir le écuries dans le plus grand état de propreté.

Automne. — C'est pendant cette saison qu'on devra nourrir les chevaux avec du bon foin et de bonne avoine, et éviter les aliments de mauvaises qualités.

Hiver. — Pendant l'hiver les animaux doivent être tenus chaudement pour entretenir les fonctions de la peau ; on diminue la ration, parce que les animaux ne travaillent pas autant que dans les autres saisons.

De l'habitation.

L'habitation des animaux domestiques est le lieu destiné à leur logement. Ce logement est une des principales choses qui doit occuper le cultivateur ; car, par sa mauvaise disposition, par son exposition mal choisie, le lieu destiné au logement des animaux peut devenir la source de plusieurs maladies. La propreté, le renouvellement de la litière et les moyens de purifier l air, doivent être rigoureusement observés ; il faut encore que la disposition intérieure de l'habitation soit réglée sur le nombre des bestiaux qui doivent y loger, et qu'elle ait une grandeur et une élévation telles, que chaque individu puisse jouir de tout l'espace nécessaire à ses mouvements, et se coucher aisément, sans blesser son voisin. Il importe aussi de pratiquer des ouvertures, en nombre suffisant, pour renouveler l'air vicié par la respiration des animaux.

Dans beaucoup de localités on rencontre des étables et des écuries basses, étroites, peu éclairées : les murs, couverts de poussière, lézardés ou crevassés, semblent être destinés à servir de repaire aux souris et aux insectes ; une litière, rarement renouvelée couvre une épaisse couche de fumier : c'est ainsi que les bêtes sont entassées les unes sur les autres, souvent sans air et sans lumière. Faut-il s'étonner si, couchés dans la fange et séjournant dans un foyer de putréfaction, les animaux restent constamment faibles et languissants, et si, de cette espèce d'étuve, passant brusquement dans un air libre et froid, ils éprouvent un changement subit capable de supprimer sur-le-champ la transpiration et d'occasionner toutes les maladies qui ont pour cause cette suppression ? Il arrive encore qu'en face de ces pernicieuses habitations se trouvent des mares infectes remplies de jus de fumier ; ou bien, à la porte, il existe des cloaques ou des tas de fumier propre à corrompre l'air, dont la pureté est si nécessaire aux habitations des animaux.

Quelle est donc la cause de cette négligence pour l'entretien et la propreté des habitations des bestiaux, pour le renouvellement de leur litière, et pour les moyens de purifier l'air quant il est vicié ? Un intérêt mal entendu et nos préjugés. Les animaux, pas plus que les hommes, ne peuvent vivre impunément dans une atmosphère empoisonnée. La santé des animaux domestiques exige, autant que celle de l'homme, les soins de la plus scrupuleuse propreté.

Presque toujours, au-dessus de ces mauvaises habitations, on place le fourrage destiné à la nourriture des animaux, où il acquiert une dépréciation sous le rapport de la qualité. Il semblerait, en vérité, que l'on n'ait pas trouvé ces mauvaises étables assez pernicieuses à la santé des animaux.

Telles sont, en résumé, les causes permanentes des infirmités, des maladies qui affectent les bestiaux, et des ravages que font les *épizooties*.

Les animaux exposés longtemps dans les habitations insalubres, finissent quelquefois par s'y habituer ; ils sont presque acclimatés à ces lieux infects ; mais ceux qui y sont renfermés en venant du pâturage ou d'une bonne habitation, résistent plus difficilement à l'infection. Les animaux faibles et prédisposés aux maladies, y sont plus exposés que les autres.

Il est facile cependant de remédier aux inconvénients résultant d'une mauvaise habitation : 1° En multipliant les jours par de larges ouvertures ; 2° En diminuant le nombre des bêtes lorsqu'elles sont trop entassées ; 3° En tenant les écuries et les étables dans un état parfait de propreté ;

4º En levant très-souvent les fumiers et en les remplaçant par de la paille fraîche ; 5º En ouvrant, aussitôt que les bestiaux sont sortis, toutes les ouvertures, afin d'établir un courant qui chasse promptement tout le mauvais air de ces habitations, toujours nuisible à la santé des animaux. Ce n'est pas seulement dans l'été qu'il faut aérer le logement des animaux, mais dans toutes les saisons, même par les plus grands froids. On s'en abstiendra seulement pendant les temps de pluie et les brouillards.

De l'alimentation.

On nomme aliment toute substance qui sert à la nourriture des animaux. Les aliments dont les animaux font usage sont fournis par les trois règles de la nature : ils sont solides ou liquides ; les premiers sont fournis par les différents fourrages, les grains et les graines ; les seconds par l'eau pure ou mélangée aux matières farineuses. Les aliments solides sont destinés à apaiser la faim, suivant leur état et leur composition.

La nourriture que l'on donne le plus souvent aux animaux, est le foin, la paille, les graines. Il y a encore d'autres substances qui sont employées comme aliments, mais qui sont d'un usage moins fréquent.

Des Fourrages.

Dans son acception la plus générale, le mot fourrage comprend toutes les substances d'origine végétale employées à la nourriture des bestiaux. Nous allons passer en revue les plantes fourragères les plus usuelles.

Le Foin est l'herbe des prairies naturelles ou artificielles fauchée, desséchée et destinée à servir à la nourriture des animaux principalement en hiver.

La bonne ou la mauvaise qualité de cet aliment résulte : 1º Dans la position du sol sur lequel il croit ; 2º Des plantes qui le composent ; 3º Du moment de la fauchaison ;

4° De la fenaison dont il est l'objet; 5° De sa conservation et de son âge.

Le foin est le meilleur des aliments que l'on puisse donner à nos herbivores; il nourrit beaucoup plus que les plantes vertes dont il provient.

Le foin a toutes les qualités désirables, lorsque les plantes conservent une couleur légèrement verte, ou au moins tirant sur la feuille qui meurt; lorsque les tiges sont menues, simples, faciles à casser et ont conservé leurs feuilles ou leurs fleurs; l'odeur doit être agréable et légèrement aromatique; la saveur douce plus ou moins sucrée, ne laissant, dans aucun cas, une impression aigre et acerbe.

Pour être bon il faut que le foin soit fauché lorsque la majeure partie des plantes sont en pleine fleuraison; avant cette époque, il a moins de saveur.

Le foin médiocre est celui dans la composition duquel entrent certaines plantes comme le jonc, le chardon, la menthe sauvage ou baume, la brunelle, la grande consoude, etc.

Les mauvais foins sont les foins rouillés, vasés, moisis, et principalement ceux qui renferment des plantes vénéneuses, telles que la ciguë, le colchique, l'aconit, etc. Leur introduction dans les organes de la digestion peut occasionner des maladies ou des accidents graves et quelquefois même la mort.

On doit toujours humecter les foins que l'on donne aux bœufs, même aux chevaux. Ce procédé les rend d'une digestion plus facile, et les animaux qui s'en nourrissent sont moins poussés par la soif.

Le foin nouveau n'est bon qu'autant qu'il est renfermé quatre à cinq mois dans les fénils; quand il n'a pas eu le temps de suer, il peut, en fermentant dans l'estomac, susciter de très-violentes maladies.

Si le foin est *vasé*, chaque tige est enveloppée d'une matière terreuse; cette matière irrite les intestins; son emploi a presque toujours des suites funestes pour les animaux qui le mangent.

Le foin *rouillé* est aussi nuisible à la santé des bestiaux qui, d'ailleurs, le recherchent peu; il est d'une difficile digestion et ne convient, en aucune façon, aux animaux de travail.

Pour peu qu'un cheval ait de disposition à la pousse, il faut lui ôter le foin, qui lui est pernicieux, et ne lui donner que de la paille. Cependant on peut lui donner un peu de foin avant de boire.

Le foin seul, est une nourtiture lourde qui rend le cheval paresseux ; ce qui a fait dire en proverbe : *Cheval de foin, cheval de rien.*

Le trèfle soit en vert, soit en sec, offre à tous les herbivores une nourriture abondante et fort de leur goût. A l'état vert il est important de n'en donner qu'avec réserve ou mélangé à de l'herbe de prairie. Pris seul et en abondance, il a l'inconvénient de gonfler les bestiaux. A l'état sec, il est échauffant. Il donne aux vaches laitières un lait abondant et de bonne qualité. Il engraisse et fortifie les chevaux. Le trèfle étant la plus aqueuse des plantes fourragères, il perd par la dessiccation, environ les deux tiers de son poids, et présente une grande difficulté dans le fanage ; souvent il noircit et se moisit ; quelquefois il s'échauffe en tas.

Le trèfle incarnat est aussi un bon fourrage, mais il est loin de valoir celui dont nous venons de parler ; il a l'avantage d'être très-précoce et de venir avant tous les autres fourrages, et à cette époque où souvent les greniers sont vides, et que les animaux ont le plus grand besoin de nourriture. La tige du trèfle incarnat est beaucoup moins grosse que celle du trèfle rouge. Les animaux qui en font usage sont moins exposés aux indigestions. Ce fourrage se consomme presque entièrement en vert.

La luzerne offre l'un des fourrages les plus nutritifs que l'on puisse donner aux chevaux et aux autres animaux domestiques. Cette plante ne devient nuisible que par l'abus qu'on en fait ; elle entretient les chevaux à un degré satisfaisant d'embonpoint ; mais donnée seule pendant longtemps, elle échauffe les animaux qui s'en nourrissent ; c'est donc une bonne pratique que de la mêler avec de la paille de froment ou d'avoine ; elle forme une excellente nourriture pour les vaches laitières. Il faut la faucher au moment où elle fleurit ; si on laisse passer la fleur, le foin est trop dur ; si on la coupe trop-tôt, elle diminue beaucoup par le fanage. Le foin de luzerne est très-échauffant.

Le sainfoin fournit un excellent fourrage, et plaît infiniment à tous les herbivores, qui le recherchent avec avidité. Cet aliment a, sur la luzerne et le trèfle, l'avantage de ne pas gonfler les animaux ; cependant cette plante étant fort du goût des animaux qui la mangent, il est bon de leur en donner modérément, et de la mélanger avec de la paille.

Les vesces données en vert, sont un fourrage excellent à l'époque de la fleuraison ; avant il est trop aqueux et relâchant ; il forme une excellente nourriture pour les chevaux que l'on veut mettre au vert ; il donne beaucoup de bon lait aux vaches. La vesce, qui a été récoltée après la fleuraison, et qui a été bien fanée et conservée, fournit un fourrage très-appétissant et beaucoup plus nutritif que le foin. C'est une bonne pratique, et en même temps une économie, que de stratifier (mélanger) ce fourrage avec de la paille de froment ou d'avoine. La graine, mêlée avec celle de sarrazin, peut remplacer l'avoine avantageusement à poids égal ; donnée seule la graine de vesce est échaufffante.

L'ortie est une plante que l'on rencontre partout. Elle est aussi bonne qu'elle est négligée ; ses feuilles sont du goût des bestiaux, principalement des vaches chez qui elle augmente la quantité de lait, et rend le beurre plus abondant, plus jaune et plus savoureux. Coupée et à moitié fanée, l'ortie perd de sa causticité ; mais, comme elle conserve toujours une propriété légèrement purgative, la meilleure manière de la donner aux animaux, est de la mêler, à moitié sèche, avec du foin ou de la paille, dans la proportion d'un quart au plus et d'un sixième au moins. Les chevaux et les vaches surtout, mangent avec plaisir ce mélange, qui les entretient en bonne santé.

Le maïs est une plante précieuse dans les temps de sécheresse quand les autres fourrages manquent. Les animaux la mangent avec plaisir ; elle donne aux vaches un lait abondant et crémeux. Les bœufs qui s'en nourrissent sont forts et travaillent avec courage.

La farine de maïs a une saveur sucrée et agréable ; elle fournit une nourriture saine et substantielle, recherchée par les animaux qu'elle entretient très-bien ; elle leur donne un poil brillant des chairs fermes. Le maïs active la sécrétion du lait.

L'orge en vert est la meilleure nourriture verte et le plus en réputation pour les chevaux. On donne cette plante quand l'épi est prêt à sortir du tuyau.

Les pois constituent un bon fourrage qui, donné en vert, convient parfaitement pour entretenir les bœufs au travail ; il donne aussi beaucoup de lait aux vaches ; les chevaux le mangent avec appétit ; il convient à l'engraissement de tous les animaux.

Le Sarrasin ou **Blé noir** donne aux vaches un lait riche et abondant ; aussi elles en mangent avec plaisir. La farine de sarrasin est très-bonne ; et, mélangée au son, elle est rafraîchissante ; les animaux la mangent avec plaisir.

Des pailles.

Les pailles peuvent servir de nourriture aux animaux domestiques, ou bien être simplement employées comme litière. Ce n'est qu'au point de vue de la nourriture que nous les étudierons ici.

Les pailles sont plus ou moins nutritives, principalement celles de froment, de seigle, d'orge, selon qu'elles croissent sur un terrain gras et sec, sur un coteau, sur un terrain pierreux, et sur un sol humide et marécageux. La différence des climats exerce également sur cet aliment une influence très-remarquable. Ainsi, les pailles qui proviennent d'un sol fertile et sec, d'un coteau ou d'un terrain pierreux, renferment plus de principes nutritifs que celles provenant d'un terrain humide et marécageux. Les pailles qui végètent pendant la sécheresse et qui donnent peu de grains, sont plus substantielles que celles qui sont développées sous l'influence des pluies longtemps continuées. Ce sont là des vérités trop peu connues de ceux qui achètent de la paille.

Il est toujours fort avantageux de changer la paille de place dans un grenier deux fois dans le courant de l'année. Cet aliment, qui se conserve mieux en meule que renfermé dans les bâtiments, où il finit toujours par contracter une mauvaise odeur, peut, s'il est conservé à l'abri de l'humidité, sans être ni froissé ni brisé, avoir une durée quelquefois indéfinie.

La paille de froment est celle qui, d'après de nombreuses expériences, contient le plus de qualités nutritives ; elle est, pour cette raison, la plus estimée. Cette paille, pour être bonne, doit être d'un jaune pâle ou doré, d'une saveur légèrement sucrée ; elle est généralement plus usitée que toute autre pour l'alimentation du cheval ; elle peut être donnée immédiatement après avoir été battue. La paille est d'autant meilleure qu'elle est mélangée avec des plantes fourragères qui viennent souvent dans les champs où l'on a cultivé le blé. Les herbes qui se mélangent à cette paille sont ordinairement le trèfle, le chiendent, la petite luzerne, les liserons, etc.

La paille de seigle est plus luisante, moins colorée, plus longue que la paille de froment ; elle n'est employée en France, comme aliment, que d'une manière exceptionnelle, en raison de sa pauvreté nutritive qu'elle doit à l'aridité du sol où elle a cru ; elle convient généralement peu à la nourriture des animaux.

La paille d'orge est généralement peu estimée,

parce qu'elle n'est pas recherchée du bétail à cause de sa dureté. On peut cependant la donner aux animaux si on a soin de la ramollir en la mouillant avec de l'eau chaude ou de l'associer à du fourrage vert.

La paille d'avoine conserve facilement ses feuilles. On prétend que celle de l'avoine semée en mars est meilleure que celle de l'avoine semée à une autre époque de l'année. On la donne généralement aux vaches et aux bœufs. Tous les animaux la recherchent, elle les entretient bien ; mais elle donne un goût amer au lait et au beurre des vaches qui en mangent beaucoup.

La paille de blé noir est un fourrage très-médiocre ; on ne la donne comme alimentation que quand les fourrages sont rares ; dans cette circonstance, il faut l'arroser avec de l'eau salée, ce qui engage les animaux à la manger et leur rend la digestion plus facile. Les pailles de fèves, de lentilles, de vesces, de gesses, de pois, semés à la volée, sont de très-bonnes pailles ; il est certains pays où elles remplacent le foin.

La paille hachée est très-bien mangée par tous les animaux, surtout par les chevaux, si on a soin de la mélanger. Les chevaux qui mangent de la paille hachée ont le poil fin, le ventre libre et respirent avec facilité. Pour augmenter beaucoup la valeur nutritive des pailles, on les mouille avec de l'eau salée, ou avec de l'eau dans laquelle on a fait cuire des racines, telles que carottes, betteraves. Les menues pailles sont mangées par les vaches.

Des Graines.

Les grains et les graines qui servent à la nourriture des bestiaux sont l'avoine, l'orge, les féverolles, etc.

L'avoine, lorsqu'elle est de bonne qualité, est l'aliment par excellence du cheval ; elle forme sa principale nourriture. Elle est son soutien et lui donne une chaleur modérée dans le sang.

L'influence de l'avoine est tellement grande pour le cheval, qu'il suffit souvent de deux ou trois litres de ce grain pour remettre un cheval très-fatigué, et qui semble ne plus pouvoir aller.

L'avoine convient aussi aux bœufs de travail ; elle convient surtout aux jeunes animaux dont elle accélère la croissance.

Pour conserver ses précieuses propriétés, l'avoine doit non-seulement être emmagasinée bien sèche, mais encore être renfermée dans des lieux à l'abri de l'humidité, pelletée et changée de place plusieurs fois durant l'année et ne pas être amoncelée. Sans toutes ces précautions, l'avoine étant très-avide d'humidité, fermentera, se moisira, ou tout au moins contractera une odeur qui répugne aux chevaux. L'avoine ne fait que renfler dans les greniers, c'est pourquoi il est bon d'en faire provision.

Quelle que soit la variété de l'avoine présentée, on reconnaîtra qu'elle jouit de la propriété d'un bon aliment, si, abstraction faite de la couleur de son écorce et de la forme de son grain, elle est pesante à la main ; si elle est coulante et s'échappe facilement des doigts ; si son écorce est brillante et lustrée ; si elle est sans odeur bien sensible ; si son amande est blanche, sucrée, et laisse, en l'écrasant dans la bouche, une saveur agréable et farineuse ; si elle n'est pas mélangée de diverses graines, surtout de celle de la fausse moutarde, du raifort sauvage, de l'ivraie, etc., ou de corps étrangers, terre, plâtras, cailloux, poussière, etc. ; mais de toutes les circonstances que nous venons d'indiquer, c'est sur la pesanteur que l'on doit le plus insister ; car lorsqu'une avoine bien sèche sera en même temps pesante, ce sera une preuve qu'elle aura été bien récoltée, et que les marchands ne l'auront pas gonflée en l'arrosant d'eau chaude.

Durant les deux premiers mois qui suivent la récolte, l'avoine est dite nouvelle ; dans cet état, son usage occasionne le vertige, des fièvres inflammatoires, ou des indigestions.

L'orge en grain est peu employée pour la nourriture

des chevaux ; concassée ou réduite en farine et donnée dans l'eau, ou mélangée avec du son humecté, dans la proportion d'un tiers, elle forme une boisson ou un aliment rafraîchissant, dont il est bon de faire usage, de temps à autre, pendant les fortes chaleurs. La farine d'orge, mêlée dans l'eau, forme une boisson rafraîchissante, très-convenable aux chevaux atteints de maladies inflammatoires.

Les féverolles ou **fèves de cheval** sont un bon aliment pour remplacer l'avoine. Dans quelques départements on mêle à la féverolle la vesce, la gesse, la lentille, les pois et quelques céréales. Ce mélange fournit aux chevaux une nourriture excellente.

Des Racines.

Ce n'est pas seulement avec le foin, les autres fourrages et les grains que l'on nourrit les grands animaux domestiques. Les agronomes cultivent avec un grand avantage, pour augmenter la nourriture et surtout pour la varier, plusieurs plantes dont les plus communes sont la carotte, la pomme de terre, le navet, la betterave.

La carotte fournit aux animaux un des meilleurs aliments que l'on connaisse ; elle est surtout une excellente nourriture pour le cheval ; elle l'entretient très-bien et il la mange avec plaisir ; elle lui donne de l'embonpoint, lui rend la peau souple, le poil fin et luisant. Les chevaux employés exclusivement aux travaux de l'agriculture, auxquels on donne des carottes, peuvent se passer d'avoine ; ceux atteints de bronchites et de gastrites chroniques, se trouvent très-bien de l'usage des carottes en guise d'avoine.

La pomme de terre, que les chevaux mangent avec plaisir cuite et mélangée à la paille hachée, provoque et détermine, par un long usage, leur engraissement au dépens de leur force et de leur énergie. A l'état de crudité, elle répugne à ces animaux et occasionne la diarrhée ;

cuite, elle augmente la quantité du lait des vaches qui en font usage.

Le navet est généralement cultivé pour la nourriture de l'homme ; on en donne cependant aux bestiaux : cuit, il pousse à l'engraissement ; cru et administré en assez grande quantité, il donne au lait une saveur un peu âcre.

La betterave est rafraîchissante et donne aux vaches un lait abondant et de bonne qualité. On doit d'abord en donner par petites rations, autrement on exposerait les animaux à des indigestions, à des coliques. On augmentera la ration progressivement.

Aliments divers.

La farine, de quelque grain qu'elle provienne, est propre à rétablir les forces. On se sert plus particulièrement pour le cheval de celle de seigle ou d'orge qui, toutes deux, sont émollientes.

La farine d'orge est plus généralement employée. L'une et l'autre, données dans l'eau, constituent une boisson rafraîchissante qui plaît aux chevaux, et convient beaucoup à ceux qui sont atteints ou convalescents de maladies inflammatoires, ainsi qu'à ceux qui sont maigres ou épuisés par un travail pénible et soutenu, ou par des marches de longue durée.

Les farines doivent être mélangées avec du son dans la proportion de 1 à 3 ; c'est-à-dire que pour faire de bons barbotages, il faut trois jointées de son et une de farine. La farine donnée seule les empâte. Dans certaines maladies graves, on fait de l'eau blanche avec de la farine seulement, mais on n'en met qu'une petite quantité : une bonne poignée suffit souvent pour quatre à cinq litres d'eau tiède.

La farine, pour être bonne, doit être moulue depuis peu de temps, ne pas présenter de grumeaux ; lorsqu'on l'examine, elle doit être douce à la main, sans odeur.

Le son est peu nutritif ; plus il est pesant, meilleur il est. Donné seul, en grande quantité et peu mouillé, il fatigue les organes digestifs et occasionne quelquefois des indigestions funestes ; mélangé à la farine d'orge dans la proportion d'un tiers de cette dernière et étendu d'eau, il forme une alimentation rafraîchissante fort au goût des chevaux. Ce mélange est également très-bon pour saupoudrer la paille hachée.

Le son convient parfaitement pour mettre dans l'eau qui sert à abreuver le bétail, surtout si cette eau est froide ; on dit alors que le son corrige la crudité de l'eau. Il est toujours prudent, quand un cheval a fait une longue course, de mettre du son dans l'eau, qui sert à l'abreuver quelques instants après, c'est-à-dire lorsqu'il est reposé.

Le son est proprement la nourriture des chevaux malades ; c'est le plus rafraîchissant et le plus aisé à digérer de tous les aliments des chevaux. Plus un cheval est échauffé, plus il faut continuer l'usage du son. Un cheval qu'on met au son ne peut guère travailler pendant qu'il en mange ; c'est une espèce de diette pour lui qui diminue ses forces pour le travail, mais en même temps lui rafraîchit le sang et le rétablit.

On reconnaît que le son est bon lorsqu'il est doux à la main, qu'il n'a aucune mauvaise odeur, enfin que la farine qu'il contient blanchit à la main.

Du régime vert.

On entend par régime vert l'usage temporaire des plantes vertes, auquel on soumet, dans certains cas, les animaux et principalement les chevaux habituellement nourris d'aliments secs. Ce changement de nourriture a pour effet principal de modifier l'organisme au moyen de l'eau de végétation que renferment toutes les plantes qui n'ont pas subi la dessiccation.

Indication du vert. — Le vert produit de bons effets lorsqu'il est indiqué et administré dans des conditions favorables.

L'époque la plus favorable, pour mettre les chevaux au vert, est celle où le printemps exerce son influence avec le plus d'empire sur les herbivores, ce qui a lieu ordinairement à la fin de mai et au commencement de juin. C'est également à cette époque que les herbes ont acquis un développement convenable pour produire les effets qu'on attend de ce régime, et que les chevaux les mangent avec le plus de plaisir.

La plupart des animaux herbivores sont, pendant leur jeunesse, nourris presque exclusivement d'herbes vertes qui leur conviennent alors beaucoup mieux que toute autre nourriture, parce qu'elles se broient et se digèrent facilement ; mais quand ils ont acquis l'âge adulte, ce régime ne peut convenir aux animaux de travail parce qu'il les relâche plus qu'il ne les fortifie.

Pour le cheval, ce n'est le plus souvent que comme remède que le vert est administré, et il est plus nuisible qu'utile à ceux qui sont habitués au sec et qui conservent à un degré convenable leur embonpoint. Cependant les chevaux dégoutés, ceux qui maigrissent sans cause apparente ou chez lesquels le travail de la dentition se complète, réclament la nourriture verte.

Le vert convient aux chevaux convalescents de maladies inflammatoires ; à ceux chez qui de grandes fatigues, des aliments mal choisis, grossiers, ont fait naître de l'irritation dans diverses parties ; à ceux qui sont atteints d'affections vermineuses, de plaies profondes, de gale, de dartres, d'irritations de la peau, d'eau aux jambes à l'état aigu ; à ceux qui ont la peau sèche, le poil terne, piqué, les crotins secs et brûlés, les urines rares, la physionomie triste ; à ceux qui ont la bouche sèche ; à ceux qui manifestent un grand désir pour la nourriture verte.

Quand le vert convient au cheval, sa peau s'assouplit et se couvre bientôt d'une poussière grasse ; le poil devient plus luisant ; les urines coulent en abondance ; sa physionomie devient plus vive, plus gaie ; il mange avec plus d'appétit, son ventre est souple, arrondi ; sa fiente, d'abord liquide, devient plus consistante etc. Administré à tort, le cheval reste faible, triste ; son poil est hérissé, sa peau est sèche et tendue, sa bouche pâle et flasque ; il mange avec lenteur, sa fiente est liquide, souvent fétide et on y distingue des brins d'herbe non altérés.

Contre indication. — Le vert ne convient ni aux vieux chevaux ni à ceux qui exécutent habituellement des courses rapides et de longue haleine ; à ceux atteints de phthisie, de diarrhées chroniques, etc.

Différentes manières de donner le vert. —Le vert se donne de deux manières : pâturé ou à l'écurie.

Le vert pâturé semble être le plus en rapport avec les vues de la nature, puisqu'il permet aux animaux de choisir et de manger les plantes qui leur conviennent, ainsi que de prendre un exercice favorable et réglé sur les forces et les besoins du sujet.

Les pâturages bas et marécageux sont de très-mauvais pâturages. Les meilleurs sont ceux des montagnes : l'herbe qui y croît est fine ; elle a une bonne odeur. Les bestiaux qui pâturent sur les montagnes sont forts et vigoureux ; ils ont les chairs fermes et sont très-agiles. Le bétail ne prospère jamais dans les terrains humides ; il y trouve de l'herbe aigre et peu nourrissante qui le rend mou et paresseux.

La meilleure manière de tirer parti d'un pâturage c'est d'y mettre d'abord les chevaux, ensuite les bœufs et les vaches, puis les moutons. Alors très-peu d'herbe reste sur pied, chacun de ces animaux préférant telle ou telle plante

Le vert à l'écurie convient beaucoup aux chevaux faibles et à ceux qui doivent être l'objet de soins journaliers ; il permet de varier la nature des aliments, d'employer l'herbe des prairies, le blé, le seigle, l'avoine, l'orge non épiée, le trèfle, le sainfoin, la luzerne, le maïs, la chicorée sauvage, etc.

On secondera les effets de vert donné à l'écurie :

1° En faisant promener les chevaux deux heures par jour ;

2° En tenant les écuries dans le plus grand état de propreté, et en ouvrant les portes et les fenêtres durant tout le temps que les chevaux sont dehors;

3° En faisant baigner les chevaux lorsque la température le permettra, si toutefois une rivière commode se trouve à portée de l'écurie;

4° En exigeant un pansage à la main bien exécuté,

5° En conservant l'avoine aux chevaux desquels on exige un léger travail pendant la durée du vert;

6° En donnant de l'herbe souvent et peu à la fois;

7° En coupant l'herbe le matin dès que la rosée a été dissipée;

La durée ordinaire du vert est de quinze à quarante-cinq jours.

Les précautions à prendre sont: de donner un barbotage pendant les quatre jours qui précèdent le régime du vert; de mélanger ensuite l'herbe au foin et à la paille dans la proportion d'un quart le premier jour; d'augmenter la quantité de vert en diminuant celle de la ration sèche de manière à donner tout le vert le quatrième jour; et, pour faire sortir les chevaux de ce régime, d'agir dans le sens contraire.

Lorsqu'on met les animaux aux pâturages, pendant l'hiver et l'automne, ils y passent une partie de la journée; en été on les met seulement le matin et le soir; on devra toujours éviter les grandes chaleurs et les fortes rosées.

Des feuilles d'arbres.

Dès les temps les plus reculés, on a employé les feuilles d'arbres comme nourriture du bétail. C'est un fourrage qui vient sans frais, qui est bien précieux dans les moments de disette des autres fourrages. On doit récolter les feuilles avant la fin de l'été, à l'époque où elles ont acquis toute leur maturité; récoltées avant cette époque, elles sont molles, remplies d'eau, et se gardent difficilement. Il est certaines localités où l'on récolte les feuilles avec beaucoup d'attention; elles rendent de grands services. Les propriétés nourrissantes des feuilles varient suivant la nature des arbres qui les fournissent. Les feuilles de frêne, dit M. Magne, sont les plus estimées; celles de l'orme, de l'acacia, de charme, d'érable, de bouleau, d'aulne, de peuplier, enfin les feuilles de vigne et de mûrier, toutes ces feuilles peuvent être données aux animaux comme nourriture.

Les feuilles entretiennent les bestiaux dans un état d'embonpoint satisfaisant; unies aux betteraves, elles forment une très-bonne nourriture; c'est donc à regret que nous voyons un si bon fourrage se perdre : car réunies en tas pour faire de l'engrais, elles ne rendent qu'un faible service. Ce serait une excellente ressource pour les pays qui sont pauvres de fourrage.

Cuisson des aliments.

La cuisson rend les aliments plus faciles à digérer.

Elle augmente d'un tiers la propriété du foin. Ses bons effets se font encore plus remarquer sur les fourrages mauvais, coriaces, que sur les bons foins. Les aliments cuits sont non-seulement nourrissants mais encore salubres; ils sont rafraîchissants, combattent les mauvais effets d'une nourriture sèche; ils tiennent le ventre libre et augmentent la qualité du lait. La cuisson des aliments doit se faire promptement; et aussitôt qu'ils sont cuits, il faut les retirer du feu, les sortir de l'eau et les étendre. Si on en laisse refroidir dans l'eau, ils deviennent mous, ils perdent leur goût, et les animaux ne veulent plus les manger.

Les soupes se préparent avec plusieurs sortes d'herbes, des racines, des bulbes, des grains, du son, etc. En faisant bouillir toutes ces matières ensemble, on obtient des soupes que l'on donne généralement aux vaches laitières. Ces soupes augmentent la quantité du lait d'une manière remarquable; elles conviennent aux vaches qui sont faibles.

Les bouillies, les buvées sont préparées en délayant dans l'eau et le lait de la farine d'orge, de blé noir, des racines cuites en bouillie. Ces buvées sont très-bonnes pour les veaux que l'on veut engraisser ou que l'on veut sevrer.

Le pain coupé par tranches est très-salutaire aux animaux, surtout à ceux qui sont affaiblis par la maladie ou fatigués par un travail forcé ; il suffit souvent de deux ou trois tranches de pain mouillé avec du vin ou du cidre pour donner à un cheval une nouvelle vigueur. Le pain est certainement très-bon mais il ne doit être employé que dans des cas exceptionnels ; car il ne pourra, quoi qu'on en dise, jamais remplacer l'avoine.

Le sel employé à l'alimentation des bestiaux.

Il n'est aucun animal domestique qui n'ait un goût décidé pour le sel marin.

De toutes les manières d'employer le sel, le préférable consiste à le répandre sur le foin au moment de la récolte. Dans ce cas, le foin mis en tas s'échauffe, fermente et l'eau de végétation dissout le sel avec lequel elle se trouve en contact. C'est surtout dans les fourrages avariés que cet usage est indispensable. Les foins vaseux, poudreux, ceux qui ont été séchés difficilement et à la longue, ou qui sont rentrés encore humides et disposés à la moisissure, retrouvent une partie des qualités nutritives qu'ils ont perdues et peuvent être utilisés sans danger pour la santé des animaux qui les consomment.

Lorsque le sel n'a pas été mis dans les foins altérés au moment de la récolte, il doit être employé en solution dans l'eau. Dans ce cas, après avoir fortement battu la ration de la journée pour la débarrasser de la poussière et des corps étrangers qui pourraient la salir, on l'asperge avec de l'eau salée. Si ce moyen n'est pas aussi efficace que le premier, il a du moins l'avantage de coller aux plantes la poussière dont elles sont souillées, et de prévenir ainsi les maladies dont la peau et les voies respiratoires deviennent le siége à la suite de l'usage de ces foins ; maladies toujours graves, parmi lesquelles on remarque surtout les affections ver-mineuses, la gale, les toux rebelles, les catarrhes, la pousse, la morve.

Ce qui est dit des foins est applicable aux fourrages des prairies artificielles.

Le sel peut aussi être donné aux animaux domestiques, soit seul, à la main, soit mélangé à des aliments solides ou liquides.

A l'espèce chevaline, on donnera le sel dans le son ou l'avoine indistinctement, surtout avant de boire, parce qu'alors la soif étant plus grande et les aliments contenus dans l'estomac étant mieux délayés, la digestion sera plus facile. On agira de même pour l'espèce bovine.

A l'espèce ovine, on le donnera soit seul, répandu dans de petites mangeoires, soit mélangé à de l'avoine, du son, etc.

Lorsqu'on ne donne aux animaux que la quantité de sel qui leur est nécessaire, cet usage leur est vraiment salutaire ; il procure de l'appétit et provoque la soif, sti-mule l'estomac et l'appareil digestif.

Dès que les chevaux en font usage, ils ont un appétit plus décidé, leur poil devient plus clair et ils deviennent plus robustes. Soixante-cinq grammes donnés tous les trois ou quatre jours, dans du son ou de l'avoine parais-sent être la dose la plus convenable pour un cheval.

Variation et distribution de la nourriture.

Toutes les personnes qui ont observé les effets de le nourriture des animaux, s'accordent à dire que la même alimentation trop longtemps continuée est nuisible à leur santé. Du reste, l'expérience de chaque jour prouve cette vérité ; ainsi l'instinct des animaux, le dégoût qu'ils con-tractent pour les aliments dont ils ont fait long usage, dé-montrent qu'ils ont besoin de changer de nourriture.

On ne peut changer tout à coup la nourriture des ani-maux, ni les soumettre à un autre régime, en supposant

même qu'il fut meilleur que celui auquel ils étaient ac-
coutumés, sans que ce passage subit n'occasionne quelque
désordre dans leur organisation ; il faut donc que la gra-
dation en soit bien mesurée, et que la quantité en soit
réglée.

Les heures des repas doivent être invariablement fixées
et la quantité de la ration invariablement réglée : il ne
faut jamais que l'animal, à moins d'un empêchement ab-
solu, attende son repas, ni qu'on lui donne des rations ir-
régulières, tantôt trop fortes, tantôt insuffisantes. Les aliments liquides ne doivent jamais être donnés chauds,
mais bien tièdes. Si les animaux sont connus pour leur
gloutonnerie ou leur penchant au gaspillage, on donnera
la ration en plusieurs fois.

On proportionne la nourriture ordinaire des chevaux à
leur taille et à leur travail ; quand ils ne font rien, il faut
très-peu de nourriture ; une alimentation abondante leur
causerait une foule de maladies.

Des boissons.

On entend par cette dénomination tout ce qui sert à se
désaltérer ou à abreuver les bestiaux.

L'eau forme la base de la boisson de tous les animaux
domestiques.

Pour être de bonne qualité, elle doit être pure, claire,
limpide, sans odeur comme sans goût, ni trop fraîche ni
trop chaude. Les meilleures sont celles des rivières dont le
lit est sablonneux, et celles des bonnes citernes.

Le moyen d'aérer et d'échauffer celles qui sont lourdes et
froides, consiste à les laisser exposées quelque temps dans
des auges ou des seaux, et de les y agiter. L'eau trop froide
détermine une irritation plus ou moins forte sur l'estomac
et l'intestin, et, par suite, des indigestions et des tranchées.

Comme toutes les eaux impures sont désagréables au
goût et nuisibles à la santé, les cultivateurs doivent
éviter d'en abreuver leurs bestiaux ; combien de mortalités appelées *épizootie* ont pour cause de mauvaises eaux.

Le temps et la manière d'abreuver les animaux, sont encore des points qui intéressent essentiellement leur conservation.

On ne doit jamais les faire boire quand ils sont échauffés par un exercice violent ; il faut attendre qu'ils soient reposés, et les abreuver ensuite en les faisant boire aussi lentement que possible. Il est plus prudent encore de ne faire boire le cheval, qu'après lui avoir fait manger avant, une poignée de foin ou un peu d'avoine; si la soif était trop grande, on le laisserait boire une petite quantité d'eau blanchie, et après qu'il aurait mangé et serait tout à fait refroidi, on finirait de l'abreuver.

L'heure la plus convenable pour faire boire les bestiaux est celle de huit à neuf heures du soir. En été on les abreuve avec raison, trois fois par jour; et la seconde doit alors être fixée environ cinq heures après la première.

Il est un grand nombre de personnes qui sont dans l'usage d'envoyer leurs chevaux boire à la rivière ; cette méthode nous parait convenable pourvu qu'on ne les y mène pas dans le plus âpre de l'hiver et qu'on ait l'attention, à leur retour, de bouchonner leurs quatre jambes, et d'enlever ainsi l'eau dont elles sont mouillées.

Quant à ceux qui abreuvent leurs animaux dans l'écurie ils doivent, en hiver, avoir grand soin de faire boire l'eau sur-le-champ, aussitôt qu'elle est tirée et avant qu'elle ait acquis un degré de froid considérable. Dans l'été, au contraire, il est indispensable de la tirer le soir pour le lendemain matin, et le matin pour le soir du même jour, afin de lui faire perdre le degré de froid qu'elle avait. Cependant quand on n'a, à sa disposition, que de l'eau du puits tirée sur-le-champ , on peut l'employer après l'avoir agitée, pendant quelque temps, avec la main ou une poignée de foin, ou en y jetant une poignée de son ou de farine.

Quelques animaux ont l'habitude de boire avec trop d'avidité ; dans ce cas on a soin de leur retirer fréquemment l'eau pendant qu'ils boivent de manière à ce qu'ils n'appaisent leur soif que petit à petit. Si on les laissait faire, leur avidité aurait pour conséquence de leur causer des tranchées.

Le vin s'emploie pour fortifier le cheval et lui donner du cœur, quand on veut le mener plus loin que de coutume. Il ne faut pas en abuser.

Du Pansage.

On donne le nom de pansage à une opération qui a pour but de nettoyer le corps des animaux, en les débarrassant des corps étrangers qui recouvrent la peau.

L'animal bien pansé est à moitié nourri, dit le proverbe, et le jeu de l'étrille équivaut à un picotin d'avoine. Le pansage rend la peau plus souple, plus fine, et agit de la manière la plus heureuse sur la vigueur, la bonne humeur, le contentement et la santé de l'animal. Sans le pansage, il est pour ainsi dire impossible qu'un cheval se porte bien.

Ce pansage ne doit pas être un simple bouchonnement fait à la hâte, mais un pansage complet ; il devra avoir lieu une fois par jour. Le défaut de pansage peut déterminer des démangeaisons, la gale, des dartres et d'autres maladies de la peau.

Toutes les fois que le temps le permettra, le pansage devra se faire dehors ; mais si le temps était froid ou humide, il aurait lieu à l'écurie ou sous un hangar.

Le pansage des animaux de l'espèce bovine : bœufs, vaches et veaux, n'est pas moins nécessaire que celui du cheval, et doit être donné une fois par jour : ceci est de rigueur. On ne doit pas se servir de l'étrille à cheval ; il est nécessaire d'en avoir une spéciale et beaucoup plus douce.

La propreté, on ne saurait trop le dire, est pour tous les animaux une condition de santé ; et la différence est grande entre le lait ou le beurre obtenu des vaches dégoûtantes de malpropreté, ou de vaches pansées régulièrement et tenues dans les étables bien aérées, sur des litières fraîches.

Les cultivateurs considèrent, en général, comme temps perdu, celui qu'ils passent à approprier les animaux. La plupart ignorent quelle est l'influence de la peau sur la santé ; ils ne savent pas qu'en laissant le bétail couvert de boue, de fumier et de poussière, ils l'exposent à des mala-

dies souvent très-graves qui ne sont produites que par la
malpropreté.

Chevaux en route.

Si le temps est mauvais, le charretier doit mettre ses
chevaux à couvert, et les bouchonner parfaitement, s'ils
sont mouillés par la pluie.

Pendant les grandes chaleurs, le charretier, s'il s'arrête
devant une auberge pour faire donner l'avoine à ses chevaux, s'appliquera, s'ils sont en sueur, à les bouchonner
parfaitement ; il aura soin de ne point leur donner d'eau
froide, et s'il reste à l'auberge, il surveillera leurs repas.

Après une montée ou un rude passage, les chevaux
doivent souffler ; et, pendant la route, le charretier devra
veiller et reconnaître quand un cheval sera poussé à satisfaire des besoins naturels.

Quand les animaux arrivent de route, qu'ils ont chaud,
qu'ils sont couverts de boue ou de sueur, on se sert, pour
les faire sécher, de paille qui n'est pas tressée ; l'action du
bouchon est très-salutaire au cheval, qui témoigne souvent
le plaisir qu'il éprouve quand on le bouchonne.

Après le bouchon on prend la brosse de crin qui finit
de nettoyer la peau.

Des Bains.

On nomme bains l'immersion ou séjour plus ou moins
prolongé dans l'eau.

On fait prendre des bains aux bestiaux dans les rivières,
dans les étangs, dans les mares. Les bains produisent un
très-bon effet pendant la saison de l'été, surtout si on les
fait prendre le soir, quand les journées sont chaudes ; alors
les animaux rentrent à l'écurie, ils ont le corps frais et re-
posent mieux. Les conditions dans lesquelles doit être l'a-
nimal, pour être conduit au bain, doivent être observées ;
ainsi, on ne fera point prendre de bain à un cheval qui a
chaud ; on ne le conduira pas au bain en sortant de manger. Les bains sont souvent nuisibles aux chevaux à jeun :

c'est quelques heures après avoir mangé que les bains produisent le meilleur effet.

Les bains d'eau stagnante sont plus nuisibles qu'utiles, à moins que les chevaux n'y soient un mouvement; dans l'immobilité, ils ralentissent la circulation et diminuent la chaleur.

Les bains des eaux courantes sont les meilleurs. Le bain devra durer de dix à quinze minutes; pendant ce temps, on fera marcher l'animal. A la sortie du bain, on l'exercera pendant un temps égal à celui qu'aura duré le bain et, autant que possible, dans un endroit où il n'y aura pas de poussière. Pendant la saison froide, les bains produisent chez les animaux qui travaillent, des refroidissements dangereux.

Il arrive quelquefois, quand les jambes des chevaux sont remplies de boue, que pour les nettoyer, on les passe à l'eau, même avant de les rentrer à l'écurie. Cette pratique n'est pas mauvaise, si on a soin que l'eau ne dépasse pas le genou et le jarret, c'est-à-dire qu'elle ne montera pas jusqu'au ventre, et que, rentré à l'écurie, on bouchonnera fortement les jambes avec de la paille fraîche. Quand un cheval a les jambes couvertes de boue et que l'on ne peut pas le conduire à la rivière, on doit les lui laver avec une éponge; quand il fait très chaud, on lave la tête des animaux avec de l'eau fraîche, salée ou vinaigrée, surtout le front, les yeux et les naseaux. Ces sages précautions évitent souvent des accidents graves.

De l'exercice et du repos.

Exercice. — L'exercice modéré, si salutaire à tout ce qui respire, est nécessaire aux animaux; il ne faut donc pas les en priver surtout dans le jeune âge; il est l'antidote d'une infinité de maladies.

Autant le travail proportionné aux forces de l'animal facilite le libre exercice de toutes les fonctions vitales, autant l'excès affaiblit son énergie et le rend accessible à tous les accidents, et même à une vieillesse prématurée.

Dans le nombre des précautions qu'il faut employer pour soustraire les animaux à divers accidents, les plus essentiels sont de ne pas les faire passer trop brusquement d'un long repos à un rude travail.

En laissant l'animal dans l'inaction, il perd ses forces ; sa faiblesse détermine l'obésité ; il devient de plus en plus incapable de rendre des services. Il faut le soumettre à un travail réglé sur l'âge et la force de chaque espèce et de chaque individu.

Sommeil. — Si l'exercice et un travail modéré sont essentiels pour entretenir les animaux en santé, le sommeil leur est aussi indispensable ; tous les êtres qui peuplent la terre ont besoin d'un certain repos.

Les animaux qui ont été soumis à de pénibles travaux, ont un plus grand besoin de sommeil que les autres ; les jeunes dorment plus que les vieux.

C'est pendant la nuit que les grands animaux domestiques dorment ; c'est rarement sans danger qu'on change les heures que la nature a destinées au sommeil.

Des épizooties.

Les épizooties sont des maladies qui attaquent à la fois, dans un même lieu, un certain nombre d'animaux.

Les épizooties sont un des plus grands fléaux de l'agriculture ; elles ont ordinairement pour cause : 1° les variations de l'atmosphère : en effet les observateurs ont constaté que c'était pendant les grandes chaleurs de l'été et pendant les brumes de l'automne, qu'elles naissent le plus souvent ; 2° les écuries trop basses, trop rarement nettoyées et par conséquent trop humides ; 3° la mauvaise nature des aliments et des boissons ; 4° les inondations ou les pluies qui ont altéré les qualités du foin, ou qui se sont opposées à ce qu'il devint bon ; 5° la multiplication, outre mesure, de certaines plantes nuisibles dans les pâturages ; 6° l'altération des eaux servant à abreuver les bestiaux. Cette dernière cause est très commune et n'est presque jamais observée. Telle mare, tel étang même où on a abreuvé, sans inconvénients, les bestiaux d'une ferme pendant onze mois de l'année, peut devenir pestilentielle après une grande sécheresse, pendant les jours les plus chauds de l'été, par la putréfaction de l'eau qu'elle contient.

Voici quelques préservatifs indiqués par le célèbre Gilbert :

1° Eloigner les animaux sains des lieux fréquentés par les animaux infectés.

2° Ne pas laisser mettre dans les écuries et les étables des animaux étrangers, sans être bien certain des lieux d'où ils viennent.

3° Laisser les bêtes malades dans l'étable où la maladie s'est manifestée, et en éloigner celles qui sont saines, en faisant crépir les murs, en interdisant sévèrement l'entrée des soi-disant guérisseurs, qui peuvent porter sur eux des miasmes contagieux.

4° En ne faisant jamais coucher les passants ou mendiants dans les étables.

5° En enfouissant les animaux morts, sans être dépouillés de leur peau, à trois mètres de profondeur, et à des distances éloignées du passage des troupeaux, afin que les exhalaisons ne puissent répandre sur eux la contagion.